Dr Jean LECLERC
Attaché à la Clinique
des Maladies Nerveuses
à la Salpêtrière

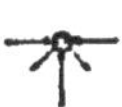

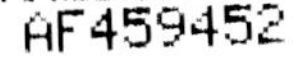

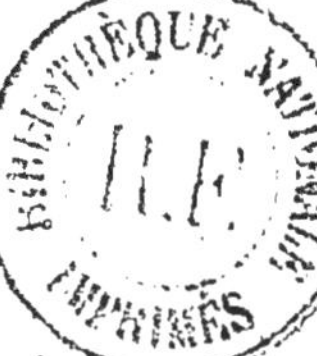

Le Tabes

Son Traitement

Rééducation — Élongation

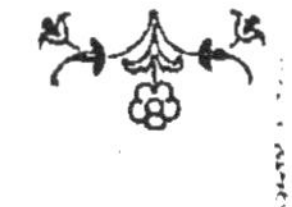

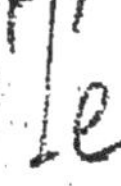

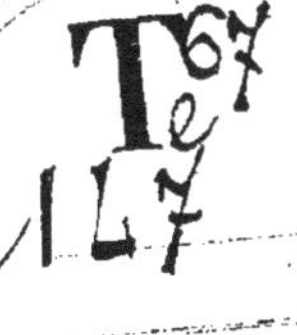

PARIS
J.-B. BAILLIÈRE ET FILS
—
1899

LE TABES

SON TRAITEMENT

Rééducation. — Elongation

LE TABES

SON TRAITEMENT

Rééducation. — Elongation

PAR

le Docteur Jean LECLERC

Attaché à la Clinique des Maladies Nerveuses à la Salpêtrière.

Avec 13 figures dans le texte.

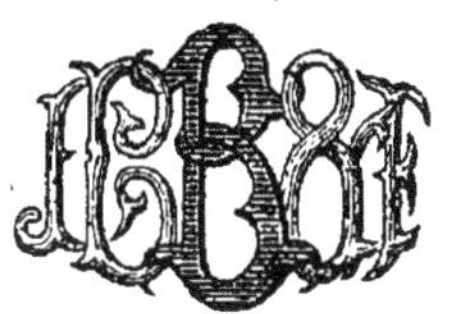

PARIS
LIBRAIRIE J.-B. BAILLIÈRE ET FILS
19, rue Hautefeuille, 19, près le Boulevard Saint-Germain

1899

AVANT-PROPOS

La thérapeutique encore employée à l'heure actuelle par nombre de médecins contre le tabes se ressent du sombre pronostic que porta jadis Romberg.

Traitement mercuriel, pointes de feu, toniques, cures thermales, analgésiques de la série aromatique sont le plus souvent impuissants, non seulement à enrayer la marche du tabes, mais encore à atténuer les symptômes si pénibles des tabétiques.

Devant cet insuccès des méthodes thérapeutiques employées, le malade perd tout espoir et un état psychique grave vient la plupart du temps se surajouter aux symptômes tabétiques proprement dits. Et comment en serait-il autrement? Le malade, qui ne connaît de son affection que ce qu'en disent les livres de médecine à l'usage des gens du monde, a été frappé par la fatalité du pronostic, toute la gamme des analgésiques n'a pu atténuer les douleurs atroces de ce malheureux dont les instants de répit sont rendus insupportables par la certitude des douleurs à venir.

Trop souvent alors le médecin prescrit la morphine ; les douleurs se calment et fatalement, par la faute même du médecin, le tabétique devient morphinomane, état néfaste qui hâte la terminaison fatale et qui, imprimant à l'organisme une déchéance physique et psychique, compromet gravement l'efficacité des traitements ultérieurs.

Et cependant, des méthodes thérapeutiques existent qui, nées d'hier, ont déjà fait leurs preuves et semblent appelées à un succès grandissant dans l'avenir. Grâce à ces méthodes, le tabétique peut être soulagé le plus souvent.

Il serait évidemment exagéré de parler de guérison anatomique, mais ce que l'on peut affirmer : *c'est que la guérison fonctionnelle du tabes peut être le plus souvent réalisée.*

Nous nous efforcerons de prouver notre assertion en passant rapidement en revue les méthodes thérapeutiques employées dont quelques-unes méritent d'être utilisées, et en insistant spécialement sur les méthodes de rééducation et d'élongation médullaire.

LE TABES
SON TRAITEMENT

I

TRAITEMENT ANTISYPHILITIQUE DANS LE TABES

FOURNIER a eu le grand mérite d'avoir compris et fait connaître les rapports étroits qui unissent le tabes et la syphilis. Actuellement, la majorité des médecins admet avec lui l'origine syphilitique du tabes.

Cependant les opinions diffèrent lorsqu'il s'agit de l'application du traitement antisyphilitique. La formule de FOURNIER : le tabes est une manifestation d'origine syphilitique, mais non de nature syphilitique, suffirait, admise dans son absolutisme, pour condamner l'essai d'un traitement iodo-mercuriel dans le tabes; mais les recherches ultérieures, les résultats thérapeutiques obtenus ont prouvé

1.

que, dans certains cas du moins, le traitement possède une action manifestement curative.

A cela on a objecté que les cas guéris étaient des syphilis cérébro-spinales et non des tabes. L'argument a une valeur d'autant plus grande que les examens nécroscopiques ont prouvé qu'il existait des lésions syphilitiques et tabétiques superposées, sur la moelle de sujets ayant présenté le tableau clinique du tabes et améliorés par le traitement. Mais si anatomiquement la distinction peut être faite entre les lésions syphilitiques et tabétiques, il n'en est plus de même cliniquement entre les symptômes confondus, propres aux deux affections.

Les paralysies dissociées des muscles de l'œil, le ptosis, les hyperesthésies, les vertiges, les attaques apoplectiformes et épileptiformes, la sensation de constriction en ceinture, le signe de Westphal sont des phénomènes initiaux propres au tabes et à la syphilis cérébro-spinale vulgaire ; il est impossible de savoir cliniquement si ces symptômes relèvent du tabes ou de la syphilis.

Pratiquement une seule chose est à retenir : c'est l'action certaine du traitement antisyphilitique contre ces symptômes. Citons à l'appui de cette manière de voir : Marie, Boudet, Spillmann, Magnan, Tripier, Dieulafoy, Eichorst, Berbez, de Beurmann, Cardarelli, Raymond, Grasset, Erb qui s'affirment nettement partisans de l'emploi du traitement iodo-hydrargyrique chez les tabétiques ayant eu la syphilis.

Le rejet du traitement antisyphilitique, ainsi que le veut Leyden et son école, nous semble donc devoir être condamné, mais l'emploi systématique du traitement chez tout tabétique ayant eu ou non la syphilis, ainsi que le font quelques médecins, est un excès contre lequel il faut s'élever. Le traitement antisyphilitique n'est pas inoffensif. Combien de tabétiques dont l'état s'est aggravé à la suite de la prescription intempestive du traitement antisyphilitique.

Il est donc nécessaire pour le médecin de posséder des indications nettes, lui permettant d'agir à coup sûr.

Nous reproduisons les conclusions de Erb, comme étant définitives en l'espèce.

Il existe un traitement prophylactique du tabes, c'est le traitement antisyphilitique, suivi pendant longtemps et avec soin.

Le traitement doit être donné :

1° A tout tabétique ayant eu la syphilis ;

2° A tout tabétique présentant des traces de syphilis floride;

3° A tout tabétique ayant imparfaitement soigné sa syphilis.

Le traitement est contre-indiqué : dans les cas de tabes avancé — quand la syphilis est trop ancienne — chez les tabétiques cachectiques et dyspeptiques.

Sous quelle forme donner le traitement, dans les cas où celui-ci est indiqué ?

Une règle absolue, dont il ne faut jamais se départir, est de respecter le tube digestif du tabétique ; donc pas de mercure à l'intérieur, c'est une faute de donner du protoiodure ou du sublimé.

Les frictions mercurielles, faites pendant dix ou vingt jours, avec un intervalle de dix jours entre chaque période, ont leurs partisans. Ce traitement a l'avantage de ne pas nécessiter l'intervention du médecin.

Cependant, comme il y a tout intérêt à agir d'une façon aussi énergique que possible, nous donnons la préférence aux injections hypodermiques de sels de mercure, et parmi eux au bi-iodure.

Il est inutile de dépasser la dose de quatre milligrammes de bi-iodure d'hydrargyre par jour ; avec cette dose, les résultats obtenus ont une surprenante rapidité, et aucun accident d'intoxication n'est à redouter.

On prescrira :

Bi-iodure de mercure....	0 gr. 20 centigrammes.
Huile d'olives stérilisée...	0 — 50 —

à conserver dans un flacon stérilisé, bouché à l'émeri.

Chaque seringue de Pravaz contient quatre milligrammes de bi-iodure.

Pour pratiquer ces injections, on puise directement dans le flacon à l'aide d'une longue aiguille. L'injection sera faite dans la région fessière, profondément; ainsi pratiquée, elle est presque indolore.

On fera une première série de 15 ou 20 injections, puis, après un repos de 10 à 20 jours, nouvelle période de 15 ou 20 injections; Il est inutile de pratiquer plus de 40 injections; si le mercure n'a pas agi après ces deux séries, c'est qu'il n'a pas d'action sur le cas traité.

Au mercure, on associera les iodures, non pas à dose antisyphilitique, mais à dose antiarthritique et résolutive pour des raisons que nous indiquerons bientôt.

II

INDICATIONS THÉRAPEUTIQUES TIRÉES DES CAUSES EXTRA-SYPHILITIQUES ET DU TERRAIN

La syphilis, cause fréquente, presque constante du tabes, n'est pas un facteur étiologique unique ; il existe, soit isolées, soit associées à la syphilis, d'autres causes capables de donner naissance au processus tabétique.

Tantôt le sujet est syphilitique et la part suivant laquelle interviennent la syphilis et le nouveau facteur étiologique est difficile à faire ; tantôt, au contraire, le sujet n'est pas syphilitique et la relation apparaît nettement causale entre tel facteur donné et le tabes.

Ce sont ces différentes causes extra-syphilitiques que nous allons passer en revue, pour en déduire les propositions thérapeutiques qui en découlent. Dans la plupart des cas, ces règles ressortissent à l'hygiène, leur ensemble constitue les mesures diétético-hygiéniques dont l'application s'impose chez le tabétique.

Nous négligerons volontairement d'envisager les cas complexes, qui sont pourtant ceux de la pratique, dans lesquels la syphilis est associée à l'un des facteurs dont nous allons parler. La règle, dans ces cas, est d'utiliser toutes les indications thérapeutiques, que l'on rencontre, en faisant une large part à celles qui découlent de l'existence de la syphilis.

Le trauma seul peut engendrer le tabes de toutes pièces ; les observations de Klemperer, Hitzig, Erb, Hoffmann, l'ont prouvé, mais il est plus fréquent de voir le traumatisme agir à titre de cause occasionnelle, alors que le sujet se trouve dans des conditions favorables au développement du tabes.

Rapprochons de cette constatation l'influence fâcheuse, quelquefois déplorable, qu'ont sur les tabétiques en cours de traitement les chutes qu'ils font si volontiers. Il faut, dans ces cas, faire la part de l'influence psychique, mais alors même que l'on tient compte dans une large mesure de cette influence, l'effet désastreux de ces traumatismes sur la marche même du tabes n'en reste pas moins évident.

Signalons encore les perturbations psychiques de toutes sortes, véritables traumatismes encéphaliques. C'est là une cause que nous avons trouvée vaguement indiquée comme prédisposant au développement du tabes ou à l'apparition de certains symptômes. Dans quelques cas la relation nous a paru si évidente que nous attribuons à cette cause un rôle aussi important qu'à celui du trauma.

La conséquence thérapeutique qui découle de ces faits est la suivante: *Éviter à tout sujet qui se trouve dans des conditions favorables au développement du tabes, toute cause de traumatisme physique ou psychique. Éviter au tabétique ces mêmes causes.*

L'influence des divers agents sclérosants a été relevée dans le tabes soit à titre isolé, le sujet n'étant pas syphilitique, soit à titre associé.

Sclérose multiple disséminée, le tabes peut reconnaître comme facteur étiologique toute espèce de cause sclérosante; les intoxications saturnine, tabagique, alcoolique, l'ergotisme, la malaria se rencontrent fréquemment, associées ou non à la syphilis; leur rôle propre est assez difficile à établir dans le développement des lésions. Nous savons que leur action est sclérosante, et c'en est assez. Ces préceptes sont la base du régime que doit suivre le tabétique, auquel les boissons alcooliques, le tabac devront être interdits.

La suppression des causes sclérosantes a une influence sur l'évolution du tabes ; cela est rationnellement et pratiquement vrai.

A côté de ces facteurs étiologiques, pouvant, dans certains cas, créer le tabes de toutes pièces ou entrer à titre de cause occasionnelle pour une part plus ou moins grande dans son développement, se placent différents états nerveux dont l'influence est manifeste.

Tout d'abord, l'hérédité nerveuse, qui, pour Charcot, constituait la cause prédisposante « fondamentale, prédominante » du tabes.

Cependant ce fait est loin d'être absolu, et quelques tabétiques n'ont aucune tare originelle appréciable et pourtant tous ou presque tous présentent un état nerveux particulier : hystérie, neurasthénie, mélancolie, névropathie souvent mal définie, en relation directe avec la sclérose médullaire, marchant de pair avec elle, s'aggravant quand les symptômes progressent, diminuant au contraire quand ceux-ci s'atténuent.

Beaucoup de tabétiques sont franchement hystériques et la marche du tabes est tellement influencée par cet état que l'évolution en est anormale.

Nous avons dit que beaucoup de tabétiques étaient neurasthéniques ; les causes de cette neurasthénie sont multiples suivant nous et peuvent être rattachées à deux ordres de faits.

Beaucoup de tabétiques étant syphilitiques, il est logique de penser que la neurasthénie de certains d'entre eux est sous la dépendance de leur syphilis à la manière de leur tabes, en tant qu'affection parasyphilitique par conséquent. Rien d'étonnant à ce qu'une même cause produise deux effets différents chez un même sujet.

D'autres tabétiques, au contraire, non syphilitiques, sont également neurasthéniques ; chez ceux-là, c'est ailleurs qu'il faut chercher la cause de la neurasthénie. Nous croyons que le tabes seul est capable de provoquer et de créer ces neurasthénies. Le pronostic sombre qui est porté sur le tabes, la manière d'être si souvent douloureuse de l'affection, la crainte pour un homme encore jeune de devenir un infirme nous semblent être des raisons suffisantes pour expliquer l'apparition de ces neurasthénies pour lesquelles nous proposons le nom de *neurasthénies paratabétiques*, par analogie et en opposition aux neurasthénies parasyphilitiques.

Ces états nerveux, nous le répétons, modifient profondément le *Tableau symptomatique du tabé-*

tique qui n'est souvent, pour ne pas dire toujours, que l'expression exagérée de ses lésions organiques.

Nous dirons donc que l'intensité de beaucoup de symptômes tabétiques est dominée par l'action psychique et nous ajouterons, avec le professeur Raymond, que l'évolution même de ces symptômes est dominée par elle.

Les résultats brillants de quelques méthodes thérapeutiques, dont l'inefficacité a été constatée, ne reconnaissent pas d'autre cause que la suggestibilité des malades soumis à ces traitements. C'est à la suggestion que tous les auteurs rapportent les améliorations surprenantes du début d'un traitement de rééducation, c'est à elle que le nitrate d'argent dut en partie ses succès. Donc, si certaines méthodes thérapeutiques ont dû à leur réputation ou à l'autorité de ceux qui les employèrent leurs bons effets, il nous est possible, par des moyens tout différents, d'arriver à un résultat identique. Nous pouvons faire envisager au malade son état exact, lui faire toucher du doigt ses exagérations, le prévenir des modifications qui surviendront dans son état, l'avertir que la durée de sa maladie sera longue, mais le rassurer, en lui montrant la possibilité d'une vie supportable et d'un état de santé lui permettant, dans la majorité des cas, l'exercice de sa profession et la satisfaction de ses plaisirs.

C'est là une partie du traitement psychique du tabétique, que l'on ne doit pas négliger un seul instant, sous peine de voir ses symptômes s'aggraver, un découragement profond s'emparer du malade et compromettre souvent, dans une large mesure, le succès du traitement.

Nous voulons indiquer un phénomène que nous avons vu se produire chez nombre de tabétiques et dont la place nous semble indiquée à côté des états nerveux dont nous venons de parler.

Certainement, les médecins qui ont la pratique des tabétiques n'ont pas été sans remarquer l'influence considérable qu'ont sur eux les variations brusques de température et les oscillations de la pression atmosphérique; mais nous n'avons pas trouvé ce fait indiqué avec l'importance qu'il nous paraît avoir.

Cette extrême impressionnabilité aux variations de température et de pression s'accuse chez le tabétique par l'apparition de nouvelles douleurs, par de l'incontinence d'urine, une crise gastrique, l'exagération de l'ataxie et chez certains par un état asthénique tellement prononcé qu'ils sont obligés de garder le lit, puis tout rentre dans l'ordre quand la température et la pression restent stationnaires. Ces faits, que nous avons eu souvent l'occasion de constater, nous ont semblé intéressants à cause des indications qu'ils fournissent pour le séjour du tabétique. Celui-ci devra habiter un climat tempéré et sec; les régions humides ne conviennent pas aux tabétiques; l'altitude sera modérée, les altitudes élevées étant sujettes aux variations brusques de pression.

Aux tabétiques névropathes, on prescrira les bromures, les valérianates, les toniques, les bains sulfureux.

Les affusions d'eau tiède sont également indiquées, elles seront suivies, comme les bains, de frictions, de massages. Une seule règle est à retenir qui est la suivante : le tabétique ne doit éprouver soit dans le temps, soit à la suite de ses bains ou de ses affusions, ni sensation de froid, ni sensation de chaleur : cette indication est formelle. Nous avons pu constater maintes fois les fâcheux effets des infractions à cette règle.

Le massage, simplement indiqué par tous les auteurs qui se sont occupés de la question du traitement du tabes, nous semble mériter mieux qu'une simple mention, témoin le brillant succès que lui a dû RUMPF.

Nous parlons ici même du massage, parce que nous le considérons dans la plupart des cas comme un modificateur du système nerveux, dont il excite les fonctions et accélère les échanges. Son action, dans quelques cas, est tout autre, notamment dans le massage musculaire, qui trouve ses indications chez le tabétique après les bains, les affusions et dont les effets sont souvent remarquables. Nous nous rappelons un malade qui, arrivé à la Malou, incapable de se tenir sur ses jambes, pouvait, après le massage énergique qui succède au bain, faire une promenade, appuyé sur deux cannes, puis progressivement la faculté de marcher disparaissait jusqu'au massage suivant.

Il est un massage qui nous a donné d'excellents résultats dans le tabes, c'est celui de la colonne vertébrale.

Le malade doit être couché sur le ventre, ou assis sur une chaise, face au dossier, le dos tourné au médecin, dans un état de relâchement musculaire aussi complet que possible.

L'*effleurage* se fait avec les trois doigts moyens, de la base du sacrum à la racine du cou, puis, lorsque la disparition de l'hyperesthésie dorso-lombaire, si fréquente, permet un massage plus énergique, on pratiquera les manœuvres suivantes : la pulpe des deux pouces est enfoncée de chaque côté et aussi près que possible de la ligne saillante des apophyses épineuses, les quatre doigts largement ouverts prennent un point d'appui solide sur la partie latérale des lombes ou du thorax, et les pouces sont ramenés obliquement de haut en bas et de dedans en dehors, suivant la direction des espaces intercostaux, d'abord légèrement, puis en appuyant de plus en plus fort. Cette manœuvre, commencée en bas, au niveau du sacrum, s'exécute de bas en haut. Pour terminer la séance de massage, on pratiquera des pressions successives aussi rapprochées que possible, immédiatement en dehors de la ligne des apophyses épineuses, en procédant toujours de bas en haut.

Les résultats de ce genre de massage sont surtout manifestes contre les phénomènes douloureux du tronc et des membres, contre ces douleurs profondes, dorsales, que les malades localisent dans leur rachis, contre les sensations de courbature musculaire si pénibles et si fréquentes. Enfin il nous a paru que les troubles de la sensibilité étaient heureusement modifiés.

Le terrain sur lequel évolue le tabes, souvent névropathique, est encore arthritique.

Les efforts thérapeutiques devront tendre à modifier ce terrain si propre au développement de la sclérose; c'est par un ensemble de mesures diétético-hygiéniques, plus encore que par l'emploi de substances médicamenteuses, que le but sera atteint et que les échanges seront accélérés.

On peut, avec Grasset, combiner ce traitement de la manière suivante : les dix premiers jours de chaque mois, 50 centigrammes de salol, et 50 centigrammes de bicarbonate de soude à chaque repas principal (2 fois par jour); les dix jours suivants, à chaque repas, 50 centigrammes de salicylate de lithine en solution dans un verre à bordeaux d'eau de Vichy ou de Vals. Les dix derniers jours de chaque mois, repos, ou cinq gouttes de liqueur de Fowler ou un cachet de 50 centigrammes de soufre sublimé, deux fois par jour aux repas.

Chez les tabétiques arthritiques, on instituera une hygiène et un régime spéciaux.

Ne manger ni charcuterie, ni gibier, ni viande avancée, ni crustacés, manger beaucoup de légumes verts, de légumes secs en purée, des viandes bien cuites. Ni tabac, ni alcool.

Boire aux repas de l'eau d'Évian additionnée de 50 centigrammes de benzoate de lithine par bouteille. On peut, dix jours par mois, boire du lait en mangeant comme boisson exclusive aux repas, et deux fois par an, au printemps et à l'automne, prendre vingt-cinq bouteilles d'eau de Vittel (grande source), une bouteille tous les matins, par demi-verres, de demi-heure en demi-heure, entre les deux déjeuners, en se promenant dans l'intervalle.

Vie extérieure au plein air, sans préoccupations morales. Pas de sédentarité. Exercices du corps. Assurer une selle quotidienne — tous les matins, friction sèche à la brosse ou massage de tout le corps ; — chez certains, lotion froide rapide, suivie d'une friction et d'une promenade.

C'est, on le voit, un traitement qui n'a rien de spécial au tabes, mais qu'il est cependant d'importance capitale d'instituer chez les tabétiques, afin de modifier le terrain arthritique.

L'iode, sous une forme quelconque, reste avec es alcalins la base des médications antiarthritiques.

Les iodures de potassium ou de sodium seront donnés d'une manière continue, pendant une longue durée et à faible dose, 1 gramme par jour. TEISSIER les donne en lavement, à la dose ci-dessus indiquée, dans une infusion de valériane. « Je ne l'emploie (l'iodure) qu'à titre de résolutif général et comme l'altérant de choix destiné à enrayer la production de la sclérose, qu'elle soit syphilitique, arthritique, saturnine, mercurielle ou alcoolique. »

Les cures thermales seront conseillées : on connaît le renom de Balaruc, Néris et surtout de La Malou.

Le nitrate d'argent et l'ergot de seigle ont eu leur moment de vogue et sont encore actuellement souvent prescrits. Nous n'avons jamais constaté leurs bons effets.

L'électricité rend des services dans quelques cas, mais ce n'est qu'un moyen thérapeutique symptomatique, dépourvu de l'action spécifique qu'on avait tout d'abord espérée.

L'application systématique, une fois la semaine, d'une vingtaine de pointes de feu le long du rachis est pour quelques médecins l'une des parties du traitement du tabes.

A voir, sillonné de cicatrices, le dos des tabétiques qui viennent demander à d'autres procédés une amélioration qu'ils n'ont point éprouvée, on peut douter de l'efficacité de la méthode.

III

MÉTHODES SYMPTOMATIQUES

Il serait peu intéressant de passer en revue les différents agents employés contre les symptômes du tabes.

Nous ferons remarquer combien leur action est souvent faible et infidèle. De ces médicaments symptomatiques, il ne faut pas abuser, leur administration avec excès entraîne des désordres gastro-intestinaux qui placent le tabétique dans de mauvaises conditions.

Nous allons seulement étudier deux modes de traitement : la rééducation et l'élongation, méthodes suffisant le plus souvent à triompher des symptômes tabétiques.

1. — Méthode de Rééducation.

A Frenkel revient l'honneur d'avoir érigé à la hauteur d'une méthode une série d'exercices destinés à combattre le symptôme ataxie seul, symptôme objectif qui frappe si péniblement les malades et en fait des infirmes et des impotents.

Rappelons seulement les nombreuses discussions auxquelles la méthode donna lieu et constatons que, malgré les conclusions favorables du XIIe Congrès de Moscou, l'emploi de la rééducation ne s'est pas vulgarisé. Cependant cette méthode donne d'excellents résultats et arme le médecin contre un symptôme rebelle à toute thérapeutique, l'élongation exceptée.

TECHNIQUE. — 1o *Membres inférieurs.* — Voici, d'après M. Rubens Hirschberg, la technique à suivre pour la rééducation des membres inférieurs :

Les mouvements doivent être exécutés lentement aussi régulièrement que possible et d'une façon réfléchie.

Les exercices consistent en contractions musculaires simples : flexion, extension, abduction, etc. ; — en mouvements coordonnés simples : lever la jambe à une hauteur déterminée, — en mouvements coordonnés compliqués : marcher, s'asseoir.

Exercices au lit. — Flexion, extension, adduction, abduction, un seul pied exécutant d'abord ces mouvements, puis les deux pieds simultanément.

Rotation du pied.

Flexion du genou.

Flexion de la cuisse.

Abduction et adduction de la cuisse.

Lever la jambe d'une seule pièce.

La jambe levée, faire des mouvements d'abduction et d'adduction ayant pour siège l'articulation coxo-fémorale.

Les jambes allongées, s'asseoir.

La jambe levée, faire des mouvements de rotation ayant pour siège l'articulation coxo-fémorale.

Tous ces exercices doivent être faits sous le contrôle de la vue, puis les yeux fermés.

Ces exercices se font au lit et ceux-ci se divisent en exercices d'équilibre statique et en exercices de locomotion.

Exercices debout, exercices d'équilibre statique. — Rester debout immobile, les pieds joints, en écartant d'abord un pied, puis les deux à des degrés divers.

Dans cette position, faire des mouvements avec les bras.

Fléchir le corps de façon à décrire un cercle avec la tête.

S'accroupir et se lever lentement, les pieds écartés.

S'accroupir et se lever lentement; les pieds joints.

Fléchir le corps en avant, de façon à toucher des doigts, le bout des pieds.

Se tenir debout, les genoux fléchis.

Le même exercice en faisant des mouvements avec les bras.

Se tenir sur une jambe.

Se tenir sur une jambe, en fléchissant les genoux.

Exercices de locomotion. — Avancer le pied de la longueur d'un pas, puis le retirer.

Placer un pied l'un devant l'autre sur une même ligne droite et rester en équilibre.

Faire vingt pas en avant.

Marcher sur une ligne tracée.

Marcher à reculons.

Marcher latéralement.

Marcher à grands pas.

Marcher les genoux fléchis.

Marcher sur la pointe des pieds.

Marcher au commandement, avec arrêt brusque et changement de direction.

Marcher avec obstacles.

Se lever d'une chaise sans l'aide des mains, — s'asseoir.

Monter et descendre un escalier sans l'aide de la rampe.

2° *Membres supérieurs.* — Le traitement de l'ataxie des membres supérieurs est plus délicat et réclame l'emploi d'appareils spéciaux. On peut, dit Frenkel, considérer le résultat comme atteint, dans le traitement de l'ataxie des membres inférieurs, même lorsque le mouvement se fait avec un écart de quelques centimètres, écart qui n'entrave que fort peu l'exécution des mouvements usuels des membres inférieurs, tandis qu'une exactitude rigoureuse est nécessaire pour les membres supérieurs, exactitude dont on comprendra aisément la nécessité, si l'on tient compte de la précision presque mathématique que réclament la plupart des mouvements des membres supérieurs pour être conformes au but cherché (action d'écrire, de jouer de la musique).

Cependant, comme dans le traitement de l'ataxie des membres inférieurs, on commencera par faire exécuter une série de mouvements simples, puis plus compliqués : flexion, extension, rotation, abduction, adduction des différents segments isolés ou associés, c'est « l'A. B. C. de la coordination ». Lorsque ces mouvements seront exécutés avec une correction suffisante, l'emploi des appareils spéciaux imaginés par Frenkel s'impose, afin de parfaire le mouvement et de lui donner toute la précision désirable. Ces appareils peuvent être quelconques.

Voici les principaux appareils employés par Frenkel :

Une pièce de bois triangulaire, dont une arête est creusée d'un sillon, sert à conduire dans ce sillon, qui les guide, une pointe ou un crayon.

Un plateau rectangulaire est creusé de godets numérotés ; le malade doit, au commandement, mettre la pulpe du doigt indiqué dans le godet dont on prononce le numéro. On peut faire tenir au malade une bille de la dimension des dépressions, la bille est placée dans le godet indiqué.

Un plateau est percé de trous dans lesquels le malade doit mettre des chevilles ; c'est, on le voit, quelque chose d'analogue au jeu de solitaire.

Un objet volumineux est lancé au malade qui s'efforce de le saisir au vol. Le même exercice sera fait plus tard avec des objets plus petits.

Les exercices que l'on doit faire exécuter au malade dans une cure de rééducation ne doivent point être aussi schématiques que pourrait le faire penser ce qui précède ; en effet, souvent un tabétique n'est ataxique que pour certains mouvements seulement ; c'est l'étude de la manière d'être des actes ataxiques, qui permet au médecin d'employer tels exercices musculaires en particulier, c'est affaire d'appréciation ; on conçoit tout l'intérêt qui en découle pour le malade.

Les séances doivent durer une demi-heure ou plus, avec une pause de repos toutes les dix minutes ; il est préférable de faire deux ou trois séances dans la même journée, dont une le matin au lit.

La durée du traitement ne devra jamais être inférieure à un mois ou six semaines, pour produire des résultats durables ; une interruption de quelque temps au milieu du traitement n'en compromet pas le succès.

RÉSULTATS.—Quelques chiffres donneront une idée des résultats fournis par la méthode. Sur 47 cas dus à Frenkel, Leyden, Hirschberg, Ostankow, Targowla, Raymond, Souques, Raicheine, Kalinine et 7 cas personnels, nous trouvons 6 insuccès, 4 succès relatifs, et 52 succès.

Ces chiffres indiquent avec éloquence la valeur de la méthode.

CONTRE-INDICATIONS.—Mais pour que ces brillants résultats soient obtenus, il ne faut pas traiter indistinctement tous les ataxiques.

Et tout d'abord nous devons définir exactement

le mot *ataxie*, car en pratique, faute d'une étude minutieuse de la manière d'être des phénomènes d'incoordination, on confond avec elle une foule d'états surajoutés dont le mécanisme est tout autre.

Par ataxie nous entendons donc, exclusivement, le défaut d'harmonie entre la conception et l'exécution du mouvement sous la dépendance d'une ésion du neurone sensitif.

LEYDEN avait déjà remarqué, il y a plus de trente ans, que l'intégrité fonctionnelle de certains groupes musculaires pouvait masquer l'ataxie de leurs antagonistes. Cette proposition reste vraie, mais la proposition inverse se trouve aussi souvent vérifiée en pratique : *L'atrophie de certains groupes musculaires peut faire apparaître l'ataxie des groupes antagonistes*. Ce fait se rencontre plus fréquemment qu'on ne serait tenté de le croire. Ce qui ne saurait étonner aujourd'hui que sont mieux connues les atrophies musculaires des tabétiques.

Dans ces cas, l'électricité, le massage suffisent à corriger l'ataxie.

FRENKEL, s'appuyant sur les expériences de COHSTEIN et BROODGEEST, décrivit l'hypotonie dans le tabes, FRENKEL et FAURE firent connaître les attitudes anormales des tabétiques et rattachèrent l'existence de ces attitudes anormales à l'hypotonie. Nous pensons avoir démontré (1) qu'il s'agissait là d'un trouble trophique articulaire, mais quelle que soit l'hypothèse admise, l'existence de ces phénomènes est importante à connaître. Rappelons l'hyper-extension du genou, la projection du bassin en avant, la lordose lombaire parmi les plus fréquents. Eh bien dans ces cas, les conditions sont défavorables à la station verticale, à la marche par conséquent. Il faut recourir à l'emploi d'appareils orthopédiques, limitant les mouvements articulaires à leur amplitude physiologique et non à la rééducation.

Dans les troubles de l'équilibration mis en évidence par la recherche du signe de Romberg, il faut distinguer les altérations du sens des attitudes segmentaires, et celles du sens de l'attitude conjuguée de la tête et du corps ; les premières sous la dépendance d'un trouble sensitif peuvent s'améliorer, la méthode échoue au contraire constamment contre les secondes, dues à un trouble encéphalique.

Ces phénomènes pseudo-ataxiques éliminés, reste l'incoordination vraie telle que nous l'avons définie.

(1) Voir Jean Leclerc. *Les traitements actuels du Tabes.* Paris, 1899 ; J.-B. Baillière et fils.

Tous les ataxiques de cette catégorie ne doivent pas être soumis à une cure de rééducation.

Les arthropathies, la fragilité osseuse sont des contre-indications formelles, chacun s'accorde à considérer l'intégrité de la vue comme une condition indispensable et nous ne trouvons guère que le cas de Bidon, où un tabétique aveugle retira des bénéfices de l'emploi de la méthode.

A ces contre-indications, il faut encore ajouter, avec le professeur Raymond, les cardiopathies, l'obésité et les diverses intoxications, et avec Bum la méningite spinale.

Enfin, dans les cas de poussées aiguës la méthode de Frenkel, malgré l'amélioration des symptômes, reste en retard sur la progression de ceux-ci et le résultat obtenu devient nul.

Les troubles psychiques, torpeur intellectuelle, perte de la mémoire, impossibilité de fixer l'attention du malade et d'obtenir de lui un effort de volonté dans l'accomplissement des mouvements, les cachexies, les atrophies musculaires compromettent le succès du traitement. Enfin le traitement peut faire apparaître des douleurs fulgurantes, aussi doit-il être surveillé de près chez les malades qui présentent ce symptôme.

C'est chez les sujets jeunes, avec intégrité psychique complète, que la méthode de rééducation donne les plus brillants résultats. Les faibles d'esprit, les arriérés n'en retirent aucun bénéfice, ce qui montre la part prépondérante de l'action psychique chez le tabétique, dans les phénomènes d'incoordination en particulier.

Il faut, dans l'ataxie du tabétique, distinguer ce que nous proposons d'appeler l'*ataxie dynamique* et l'*ataxie organique*. La première, que vient rendre plus manifeste la seconde à laquelle elle se superpose, est susceptible d'amélioration rapide. La seconde, au contraire, s'atténue beaucoup plus lentement; nous pensons qu'elle est sous la dépendance d'un trouble de la sensibilité musculo-articulaire. Nous pensons que chez le tabétique l'action cérébrale est nécessaire pour corriger cette ataxie.

La méthode de Frenkel, suivant nous, fait réagir les centres corticaux sous des impressions jusqu'alors incapables de provoquer leur réaction. Nous pensons que l'habitude a conduit chaque sujet à exécuter les mouvements suivant les impressions de sa sensibilité articulaire ou musculaire; au bout d'un certain temps, les mouvements sont exécutés d'une façon subconsciente et le tabétique est incapable, du fait de l'habitude prise, d'utiliser une autre source de sensations. La méthode de

Frenkel agit donc chez lui, non pas en éduquant *à nouveau et de la même façon*, mais en éduquant d'une *autre manière* les centres corticaux. Cette observation, que l'on trouve relatée partout, de la nécessité d'un effort de volonté, de réflexion et de l'intégrité de l'intelligence pour le succès de la méthode, vient à l'appui de ce qui précède.

Des dénominations proposées, celle de *méthode de rééducation*, que lui a donnée le professeur Raymond, est donc physiologiquement vraie et doit être conservée à l'exclusion des autres.

2. — Méthode d'Élongation.

L'idée d'agir mécaniquement sur la moelle semble avoir été inspirée par les expériences de Langenbuck. Tout d'abord on eut recours à la suspension, aujourd'hui l'allongement de la moelle et des racines est réalisé à l'aide d'appareils spéciaux.

Corval, Bonuzzi, Blondel, Hégar sont les auteurs de procédés d'élongation qui paraissent inférieurs à celui imaginé par MM. Gilles de la Tourette et Chipault. Nous avons nous-même modifié l'appareil de ces auteurs et les résultats obtenus ont été tellement satisfaisants, que nous n'hésitons pas à considérer la méthode d'élongation comme un procédé de choix, souvent utile, jamais nuisible et applicable à la majorité des cas.

APPAREIL. — Notre appareil se compose d'une table basse longue de 1m 40, large de 45 centimètres, munie d'un dossier.

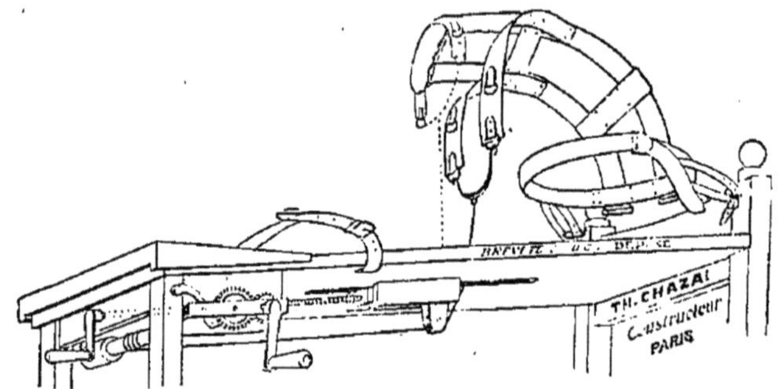

Fig. 1. — Appareil à élongation, modifié par M. Jean Leclerc.

Cette table est percée, à l'union de son tiers postérieur et de ses deux tiers antérieurs, d'une fente rectangulaire de 30 cent. de long, dans laquelle glisse une pièce de bois supportant une poulie. Cette poulie est reliée à l'extrémité de la table opposée au dossier par une vis qu'actionne une manivelle et permettant le déplacement de la poulie suivant une course dont la longueur est représentée par celle de la fente rectangulaire.

La poulie ne se trouve pas sur la table, mais au-dessous d'elle ; la corde passe donc, non pas entre les jambes du sujet, mais au-dessous d'elles, séparée de celles-ci par l'épaisseur de la table.

Un plan incliné, de 40 cm. de long sur 10 cm. de haut, peut glisser à l'aide de rainures sur le plancher de la table et relever, suivant le degré jugé utile, les talons du sujet.

Le système de sangles auxquelles est appliquée la traction se compose essentiellement de deux bandes verticales distantes l'une de l'autre de 6 centimètres ; ces deux bandes s'étendent de la partie moyenne de la colonne céphalique à la partie inférieure du tronc. Elles sont réunies entre elles et tenues écartées l'une de l'autre par des glissières perpendiculaires à leur direction. A leur extrémité supérieure, se trouve une bande capitonnée de 3 cent. de largeur, dont les deux extrémités, libres et garnies d'anneaux, servent à pratiquer la traction cervicale.

Une ceinture, entourant la taille du sujet, admet dans deux dédoublements distants de 6 cent. la partie inférieure des deux bandes verticales ; celles-ci sont ramenées en avant par-dessus la ceinture qu'elles ont déjà traversée et sont introduites dans la glissière supérieure, une boucle aplatie et fermée limite en bas leur ascension et celle de la ceinture, permettant ainsi de régler la longueur des bandes verticales, suivant la taille du sujet.

De plus, deux chefs de bande à direction oblique, croisant l'épaule à la manière d'une bretelle, viennent se fixer aux bandes verticales ; leur extrémité libre se trouve pourvue d'anneaux et permet d'exercer avec le même système de sangles la traction scapulo-dorsale dans les cas où la traction cervicale offre des inconvénients. Un peu au-dessus du point où ces chefs scapulaires rencontrent les bandes verticales, celles-ci sont réunies par une pièce transversale rendant leur action solidaire et empêchant la totalité des sangles de remonter, ce qui aurait lieu puisqu'aucune pression n'est exercée par la ceinture lâchement fixée.

Une fourche large, et surtout d'un grand rayon de courbure, s'accroche aux anneaux soit des chefs scapulaires, soit des chefs cervicaux. A cette fourche, se fixe une corde qui se réfléchit sur la poulie située au-dessous de la table ; cette corde s'enroule autour d'un cylindre de bois de petit diamètre (3 cm.) situé à l'extrémité opposée au dossier. Deux roues dentées d'inégal diamètre, mues par une manivelle, actionnent le cylindre sur lequel la corde s'enroule. Ce dispositif permet une traction douce et surtout sans saccades si pénibles pour les malades.

La mobilité de la poulie permet de mettre celle-ci de telle façon que l'axe de traction soit perpendiculaire au plan d'application des bandes, condition indispensable à une flexion maxima du rachis avec un minimum de force. De plus, le sujet n'a aucune sollicitation à être entraîné en avant et reste exactement à la place où il s'est assis, quel que soit le degré de flexion obtenu.

Le plan incliné en relevant les talons du sujet produit une tension des troncs nerveux des membres inférieurs; la moëlle n'est pas seulement fixée, mais encore tirée en bas par cette tension. Cette action apparaîtra manifeste dans notre première expérience. L'emploi du plan incliné s'impose, car chez les tabétiques, quand il existe une laxité articulaire anormale, les nerfs se sont allongés, s'adaptant aux mouvements extrêmes des articles, et leur état de relâchement permet à la moëlle de remonter dans le canal rachidien sans être élongée.

EXPÉRIENCES. — Nous avons expérimenté sur le cadavre l'appareil dont nous venons de donner la description, sur deux sujets seulement, les résultats que nous avons notés nous ont paru tellement concluants que nous n'avons pas jugé nécessaire de pousser plus loin nos observations.

1er sujet, homme. La moëlle est mise à nu, nous pratiquons la flexion par traction cervicale. La flexion est moyenne, telle qu'on l'obtient chez la plupart des tabétiques. La distance qui séparait deux repères osseux pris sur le rachis était de 54 centimètres. Nous voyons successivement cette longueur s'accroître jusqu'à mesurer 58 cent.; puis la flexion étant poussée plus loin, nous notons 60 cent. La moëlle est alors sectionnée à la partie inférieure du segment cervical. Les deux surfaces de section s'écartent de 3, 8 cent.; cet écartement devient 4, 2 cent. lorsque les jambes du sujet sont relevées par un billot placé sous les talons.

2e sujet, femme. La moëlle, mesurée entre deux points du repère osseux, est de 46 cent., la flexion du rachis par traction cervicale donne un allongement de 6 cent., la longueur totale devient donc 52 cent. Trois sections sont alors pratiquées : l'une à la partie inférieure de la moëlle lombaire, l'autre à la partie moyenne de la moëlle dorsale, la troisième à la partie inférieure de la moëlle cervicale ; on note la longueur qui sépare les segments :

Entre les deux extrémités	lombaires........	2,1 cent.
—	dorsales..........	2 cent.
—	cervicales........	1,9 cent.

Il faut conclure de ces deux expériences que la moëlle, dans notre procédé de traction, est élongée à un degré considérable puisque, chez nos deux sujets, l'allongement atteint 6 cent.; de plus, cette élongation ne porte pas seulement sur la partie inférieure de la moëlle, mais encore sur sa partie supérieure; il est vrai que l'élongation est moindre au segment cervical qu'au segment lombaire, mais elle est encore considérable et l'on doit admettre qu'une élongation de 1,9 cent. portant son action sur la moëlle cervicale seule produise une action certaine sur le segment médullaire, puisqu'un allongement de 2 cent. portant sur la partie inférieure de la moëlle donne, avec l'appareil de MM. Gilles de la Tourette et Chipault, des résultats brillants contre les troubles dus aux lésions de cette partie inférieure de la moëlle.

Cette preuve de l'action de l'élongation par traction cervicale, bien qu'elle nous semble évidente d'après nos expériences, nous est encore donnée par les sensations accusées par les malades; ceux-ci éprouvent des sensations de tiraillement dans la région sacrée et dans les jambes et éprouvent ces mêmes sensations dans les bras, preuve évidente de l'élongation des racines cervicales par la moëlle cervicale.

OBSERVATION CLINIQUE. — Nous donnons à titre d'exemple une observation parmi les nombreuses que nous possédons; nous l'avons choisie typique; elle montrera comment évoluent les symptômes chez le tabétique soumis à l'élongation. Comme nous le faisons toujours, nous avons pris des schémas de sensibilité permettant de suivre avec exactitude les modifications.

Voici notre observation résumée.

TABES AVEC ATAXIE, PHÉNOMÈNES DOULOUREUX TROUBLES GÉNITAUX. — Le nommé B..., officier, âgé de 32 ans.

Antécédents héréditaires. — Parents morts de cause inconnue. Ni frère, ni sœur.

Antécédents personnels. — Rougeole dans le jeune âge.

En 1889, chancre pour lequel un traitement est suivi pendant trois mois.

En 1894, fourmillements et élancements dans les deux jambes, surtout à gauche; — augmentent de fréquence et surviennent la nuit.

Fourmillements dans les doigts des deux mains. Cet état est amélioré par le sirop de Gibert.

En 1895, troubles du côté de l'œil gauche, diplopie, vue troublée. Le malade prend pendant un an de l'iodure (2 grammes par jour).

Diminution des troubles qui réapparaissent, lors de la cessation du traitement.

A mesure que les douleurs augmentent, apparaissen

des troubles de la sensibilité. La sensibilité à la douleur est d'abord perdue ; — il existait des plaques d'anesthésie à la région mammaire.

La nuit, perte de la jambe et du petit doigt du côté gauche, dans le lit.

Sensation de coton sous les pieds.

Ces symptômes sont apparus à la suite d'une marche militaire, à la fin de laquelle il y eut du dérobement de jambes.

Sensation de pesanteur dans la tête, engourdissement du cubital droit.

Depuis 1896, les érections ont disparu, abolition complète de sensations voluptueuses ; le coït est impossible.

L'acuité visuelle a diminué à gauche. L'odorat est légèrement diminué.

En 1897, talonnement, la démarche devient difficile dans l'obscurité.

A la fin de 1897, maladresse des mains.

Ces symptômes s'accentuent très rapidement et sont très accusés (ataxie, douleurs), quand nous voyons le malade.

Le 25 mai. — L'état général est mauvais, il existe des engourdissements dans la sphère cubitale, des douleurs fulgurantes dans les jambes.

La vue est troublée. Pupilles inégalement dilatées, mydriase gauche, ne réagissant ni à la lumière ni à l'accommodation.

Quelques pertes séminales. Érection et coït impossibles.

Le signe de ROMBERG est très accusé, l'ataxie est considérable, le malade ne peut marcher qu'avec un aide.

La sensibilité articulaire est diminuée dans les doigts, les orteils, le genou.

La sensibilité musculaire est diminuée aux membres supérieurs.

Le sens des attitudes, le sens stéréognostique sont presque abolis.

Le 28 juin, une amélioration notable s'est déjà fait sentir. Les douleurs ont diminué en intensité et en fréquence. La vue n'est plus trouble.

Le malade a eu quelques érections. L'ataxie est beaucoup moins marquée; le malade se lève et s'asseoit seul, il marche avec une canne.

La sensibilité à la chaleur et au froid est redevenue normale, un peu diminuée peut-être aux extrémités.

Les sensibilités au tact et à la douleur tendent à devenir normales, ainsi que l'indiquent les schémas qui suivent.

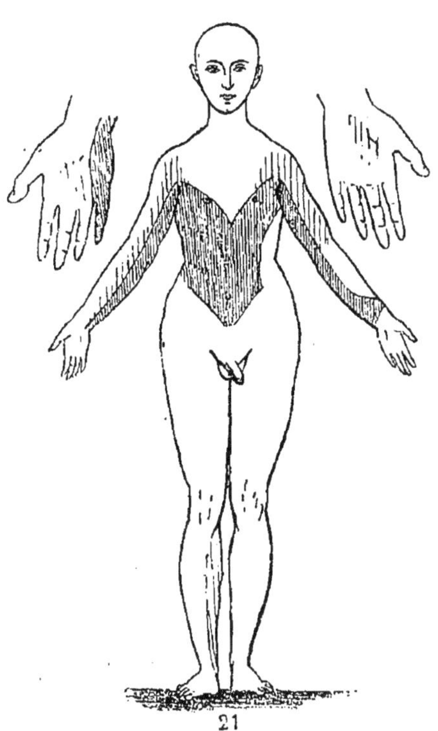

Fig. 2. — Vaste anesthésie au tact, intéressant les deux sphères. cubitales de la région thoracique.

25 mai

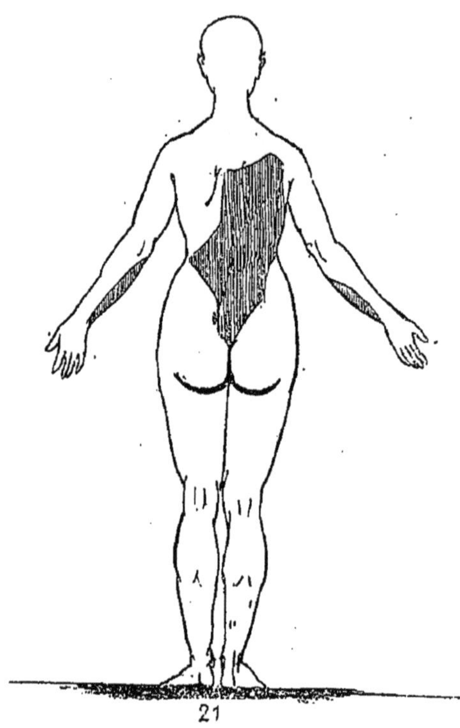

Fig. 3. — Zone d'anesthésie tactile cubito-antibrachiale et dorsale.

25 mai

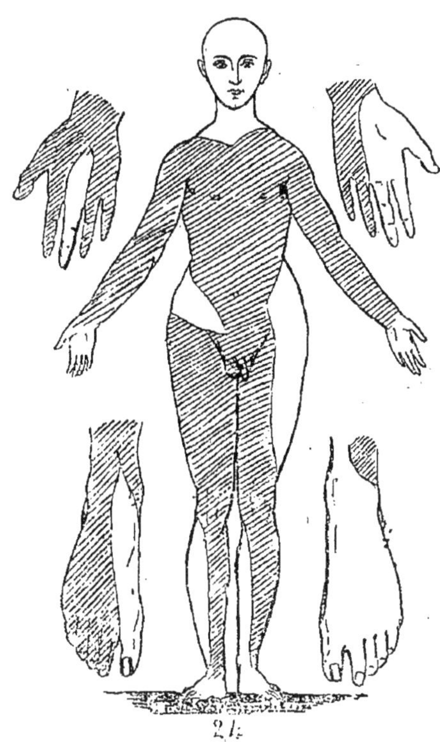

Fig. 4. — Anesthésie à la douleur ne respectant que de rares zones radiculaires.

25 mai

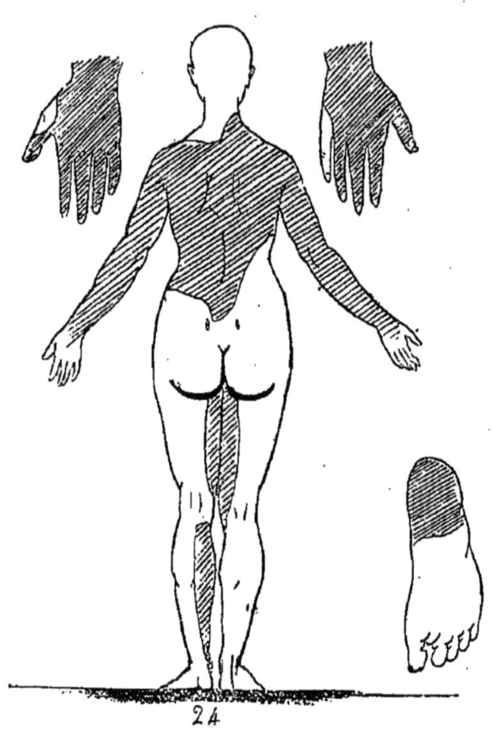

Fig. 5. — Anesthésie à la douleur.

25 mai

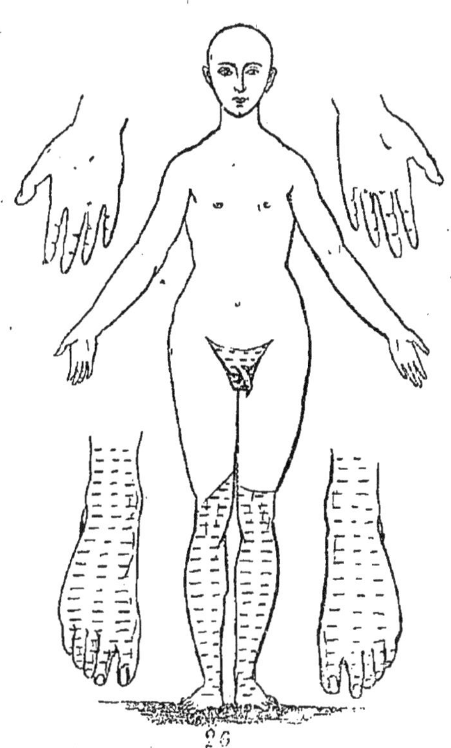

Fig. 6. — Sensibilité au froid. Les signes + indiquent l'hyperesthésie, les signes — la diminution.

25 mai

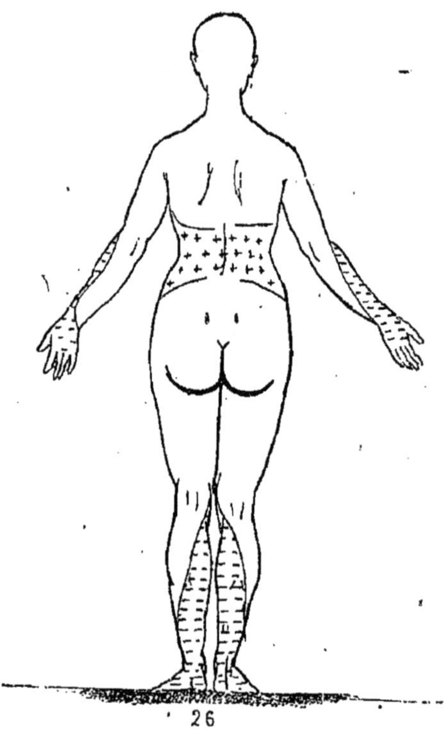

Fig. 7. — Sensibilité au froid.

25 mai

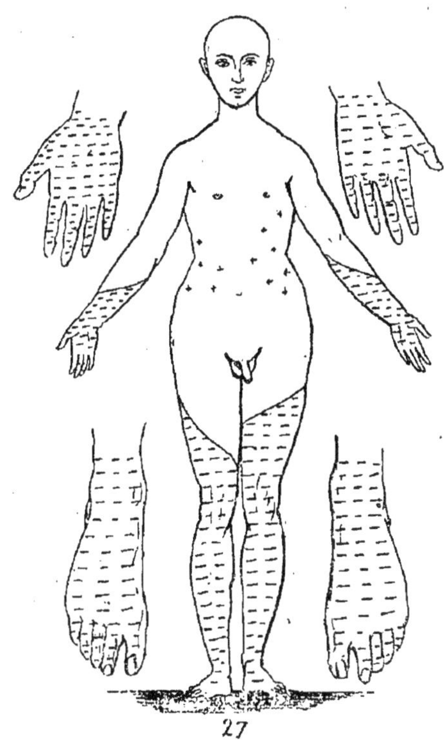

Fig 8. — Sensibilité à la chaleur, les signes + indiquent l'hyperesthésie, les signes — la diminution.

25 mai

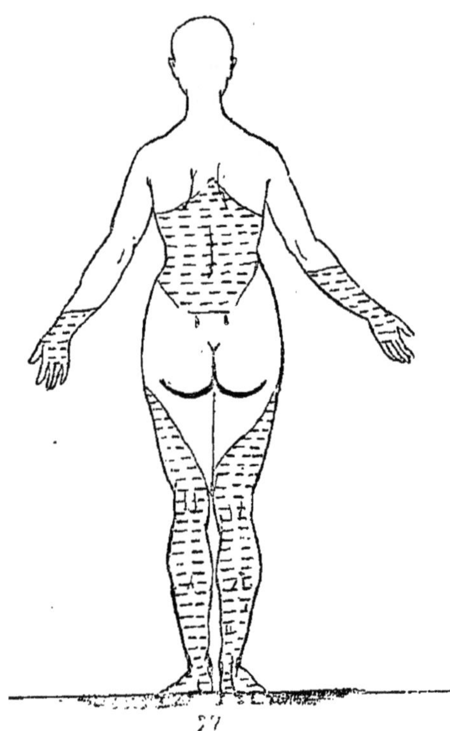

Fig. 9. — Sensibilité à la chaleur.

25 mai

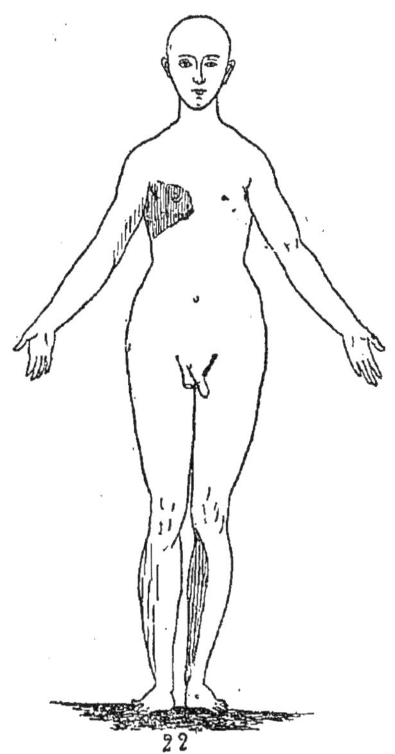

Fig. 10. — Zone d'anesthésie tactile mammaire droite.

28 juin

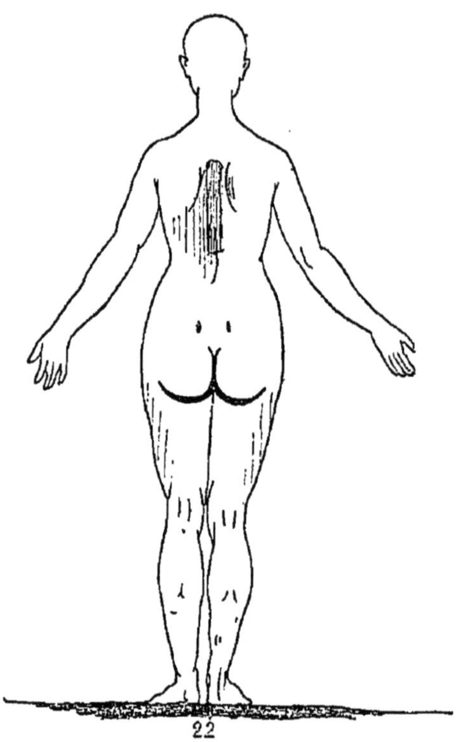

Fig. 11. — Anesthésie médio-dorsale, hypoesthésie latérale gauche.

28 juin

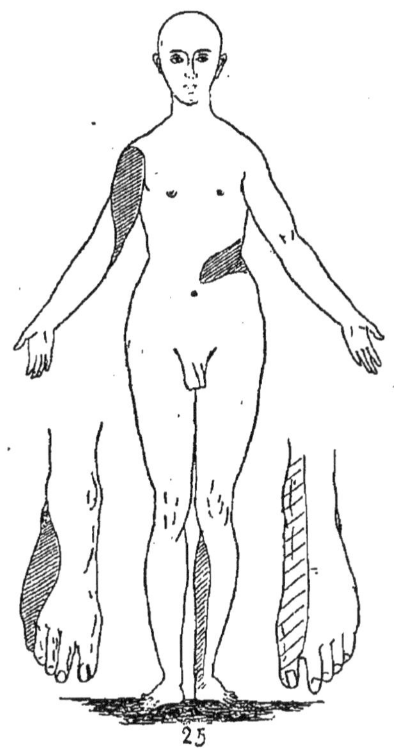

Fig. 12. — Anesthésie à la douleur. Hypoalgésie tibiale gauche.

28 juin

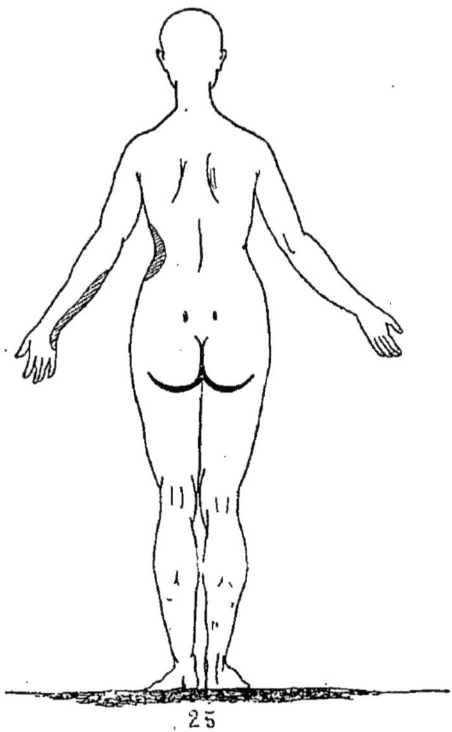

Fig. 13. — Anesthésie à la douleur.

28 juin

Le 28 juillet, l'état général est excellent — les phénomènes douloureux ont disparu, ainsi que les pertes séminales et les troubles vésicaux. L'ataxie est moins marquée. Enfin les sensibilités musculaire, articulaire, les sens stéréognostique et des attitudes tendent à se rapprocher de la normale.

Comme trouble de la sensibilité cutanée, on trouve seulement une toute petite zone d'hypoesthésie au niveau de la région mammaire à droite.

Le 14 août, le coït devient possible, la marche se fait correctement.

Les 15 septembre et 30 octobre, il existe encore en tant que symptômes tabétiques : le manque de réaction pupillaire à l'accommodation et à la lumière, le signe de Westphal, à peine le signe de Romberg.

Les sensibilités et les sens spéciaux sont redevenus normaux, le malade fait de longues marches sans fatigue, monte à bicyclette, se livre à des travaux intellectuels.

Il se considère comme guéri.

Nous avons revu le malade au mois de janvier. L'état est sensiblement le même que le 30 octobre.

N'est-ce pas là une véritable guérison fonctionnelle.

TECHNIQUE. — Voici la technique qu'il faut suivre pour pratiquer correctement l'élongation. Le sujet est assis le sacrum touchant au dossier ; la pièce cervicale est placée entre la 6e vertèbre cervicale (proéminente) et la tubérosité occipitale, au niveau de la portion rigide de la colonne cervicale par conséquent; plus bas la pression provoque des douleurs, plus haut elle est mal supportée et provoque des céphalalgies. La longueur des bandes verticales est réglée suivant la taille du sujet, de façon que la ceinture se trouve au niveau de l'échancrure costo-iliaque ; il suffit pour cela de fixer la boucle inférieure et de tirer sur l'extrémité libre du chef de bande.

La ceinture est fixée, mais sans serrer la taille du sujet.

Les extrémités de la fourche sont accrochées aux anneaux des chefs cervicaux, quelques tours de manivelle tendent la corde et la flexion s'opère doucement. La poulie est mobilisée de façon que la corde de traction soit perpendiculaire au plan d'application du chef cervical.

Veut-on pratiquer la traction scapulo-dorsale, on constate d'abord que l'ensemble des sangles remonte, puis le mouvement s'arrête quand la bande transversale est arrivée au niveau de la partie supérieure du rachis dorsal; la traction s'opère suivant la surface d'application de la bande transversale, juste au niveau du rachis par conséquent.

L'élongation par traction cervicale est généralement bien supportée ; chez quelques sujets cependant, elle provoque une céphalalgie violente qui oblige à recourir à la traction scapulo-dorsale que réalise en même temps notre appareil.

CONTRE-INDICATIONS. — Les contre-indications à l'élongation médullaire sont d'ordre général. Le mauvais état du cœur et des vaisseaux, les lésions orificielles, les anévrysmes, l'obésité, l'emphysème, les cachexies, les crises laryngées, la fragilité osseuse, les arthropathies, la rigidité anormale du rachis, la laxité anormale des articulations vertébrales, sont autant de contre-indications. M. Gilles de la Tourette y ajoute les tabes à évolution lente, les tabes parvenus à la 3e période, les tabes à marche aiguë. Nous croyons qu'à moins d'une contre-indication d'ordre général les tabétiques peuvent retirer de l'élongation des bénéfices certains et nous admettons, d'après nos observations personnelles, que l'élongation est indiquée chez tout tabétique présentant des troubles de la sensibilité tant superficiels que profonds. Cette proposition étend les indications de l'élongation, l'absence de troubles sensitifs étant l'exception dans le tabes.

L'élongation doit être pratiquée par le médecin lui-même ou par une personne expérimentée.

Les séances devront être pratiquées tous les deux jours; plus fréquentes, elles sont pénibles aux malades. La durée moyenne doit être de 8 à 10 minutes, mais ce n'est que progressivement que cette durée sera atteinte. On commence par des séances de 3 minutes en augmentant d'une minute par séance.

La flexion doit s'opérer sans saccades, d'une façon aussi régulière que possible. La flexion, d'abord légère, sera accentuée progressivement. A la fin de la séance, on diminuera lentement la traction afin d'éviter les sensations pénibles et les accidents possibles qui accompagnent parfois la déflexion brusque du rachis.

Quel que soit le mode d'action de l'élongation, celle-ci est évidente et nos recherches sont venues sur ce point confirmer celles de M. Gilles de la Tourette.

RÉSULTATS. — L'amélioration porte principalement sur l'ensemble des phénomènes douloureux, mais plus les crises sont nettement caractérisées et plus l'action est manifeste; au contraire les douleurs vagues et de peu d'intensité, qui chez quelques tabétiques constituent les seules manifestations douloureuses, ne sont que peu influencées.

Les troubles génito-urinaires sont favorablement modifiés: la rétention d'urine disparaît, l'incontinence est moins influencée (Gilles de la Tourette) cependant nous l'avons vu plusieurs fois céder complètement.

L'impuissance est victorieusement combattue, nous nous rappelons tel malade qui n'avait pas eu depuis trois ans une seule érection, qui au bout de 30 séances d'élongation avait de fréquentes érections et pouvait pratiquer le coït.

Les pertes séminales sont moins favorablement modifiées.

Les troubles rectaux, l'incontinenee fécale disparaissent assez rapidement.

L'incoordination motrice est modifiée parallèlement aux autres symptômes, dans quelques cas, surtout quand l'incoordination s'est développée d'une façon brusque, puis est restée stationnaire, l'action de l'élongation est extraordinairement rapide, plus rapide qu'avec la méthode de rééducation.

Dans deux cas nous avons vu les crises gastriques disparaître chez deux malades qu'aucune thérapeutique antérieure n'avait pu soulager. Ce fait mérite d'être signalé puisqu'il est, croyons-nous, unique. L'élongation pratiquée avec l'appareil de MM. Gilles de la Tourette et Chipault étant sans action sur les troubles dont les localisations médullaires sont sus-diaphragmatiques.

Les brillants résultats de l'élongation ont été indiqués par M. Gilles de la Tourette. Dans une première communication portant sur 47 sujets, il y eut 22 améliorations totales, 16 améliorations partielles, 9 insuccès; dans une seconde communication, 17 améliorations sur 21 malades.

Nous avons pu suivre pendant un temps suffisamment long 25 malades traités suivant notre procédé, nous avons eu 19 améliorations totales, 4 améliorations partielles, 2 insuccès.

C'est au bout de 10 à 20 séances que l'on constate les premières améliorations; si après la 40e séance il n'y a eu aucune modification, il est inutile d'insister et il faut recourir à une autre thérapeutique. Mais si l'on a soin de tenir compte des contre-indications que nous avons indiquées, nous croyons que l'élongation agit dans la totalité des cas; nous n'en voulons pour preuve que les 2 insuccès de nos 25 cas dans lesquels l'un de nos malades était obèse et l'autre présentait une laxité anormale du rachis.

L'élongation médullaire est donc une méthode de choix dans le tabes; les tabétiques ne peuvent que gagner à voir son emploi vulgarisé.

TABLE DES MATIÈRES

Poitiers — Imp. Blais et Roy, 7, rue Victor-Hugo.

www.ingramcontent.com/pod-product-compliance
Ingram Content Group UK Ltd.
Pitfield, Milton Keynes, MK11 3LW, UK
UKHW020422230726
13925UKWH00004B/1561